VESICULA

Eliminacion de cálculos

sin cirugía.

En la privacidad de su hogar.

Sin riesgos, sin molestias pos-operatorias.

No permita que le eliminen este órgano tan importante.

Se quedara asombrado del bajo costo del proceso y como se sentirá después de hacerlo.

By: Leonel hernandez

PROLOGO

La publicación de este pequeño tratado de salud, ha sido mi mayor anhelo, ya que puedo sin lugar a dudas, llevar al lector a considerar un verdadero cambio, en los que respecta a tomar decisiones, en el cotidiano ir y venir de nuestras vidas, es aplastante la forma en que se nos informa hoy en dia, además de la dirección que nos hacen tomar, los que nos dirigen, los que tienen en sus manos, el cuidado de nuestra salud, los que tienen la responsabilidad de orientarnos etc. etc. debemos ante todo adecuar nuestras palabras, pues desde luego, existen muchos que si ponen toda su dedicacion y tratan de llevarnos por el buen camino. Hoy desde luego solo vamos a referirnos al caso especifico de la vesicula y los trastornos que presenta. Por supuesto que apelamos a su inteligencia y perspicacia, para que asi, pueda aprovechar

todos y cada uno de estos humildes consejos.
Queda completamente de su parte, el que
aplique, con disciplina y voluntad ferrea, todos
estos procesos, ya que depende exactamente de
esa disciplina, el que los resultados sean del
orden que deseamos que sean. Una vez mas los
exhorto a que lean y estudien, todos y cada uno
de mis consejos y experiencias, pues depende de
que ud. asi los entienda, pues de esta manera,
también, le proporcionara' los mismo resultados
positivos, que yo pude obtener.

Con todo el respeto. Saludos, EL AUTOR.

¡ SOL EL SABER NOS HACE FUERTES ¡

MI HISTORIA PERSONAL

Como ud. debe haber visto, en mi anterior libro, estuve hablando de cómo mi vida se transformo, a partir de 1999 cuando fui diagnosticado con diabetes tipo 2, y como se desarrollo' mi vida a partir de entonces. Ahora les cuento que después de todo el proceso, que pase, mi vida se transformo' mi salud mejoro', mis finanzas también, alcanzaron niveles que nunca yo pensé que pudieran llegar, en fin todo un sinfín de cambios, me fueron llevando por los caminos que siempre deben ser. La eliminación de mi dieta, de todas las carnes, de todos los productos lacteos, la eliminación de los fritos y sofritos, en las comidas, el control del consumo del alcohol, la cafeína, el cigarro, el hacer ejercicios regularmente, el tomar sol a diario, etc etc.

hicieron de mi un hombre nuevo, tanto en salud, como en finanzas. Pero las cosas no pasan sin dejar rastros. Y un buen dia, en un examen de rutina, en la consulta de mi medico, y a través de unos estudios, se descubrió que tenia cálculos en la vesicula. Mi doctor, sencilla y llanamente me remitió para un cirujano, para que comenzara los detalles de lo que seria, la estirpacion de mi vesicula pues estaba llena de cálculos, según la referencia al cirujano. Lógicamente y como es costumbre en mi, no acepte' esta operación, en primer lugar, me tenia que someter a una cirugía, con todos los riesgos que esta conlleva, segundo me quedaría sin mi vesicula, que según he estudiado, tan importante es para el buen funcionamiento de mi sistema digestivo y en tercer lugar, el costo, que según el doctor, sin complicaciones, seria de $4,000.00. aproximadamente.

Sin perder tiempo, me dedique a investigar a fondo, los pormenores que envuelven el desarrollo de los cálculos en la vesicula. Para no hacerles mi historia tan larga, les dire' que rechace todo tipo de cirugía y comencé a seguir los estudios y experiencias que otros habían tenido que afrontar por estos mismos motivos.

En los siguientes párrafos, vamos a describir punto por punto, el porque se forman estos caculos y la mejor forma de eliminarlos, sin tener que llegar a una cirugía.

El material escrito en esta guía de salud, no pretende prescribir, o curar ninguna enfermedad. Toda esta información es únicamente con fines descriptivos y repito, no representa intento de cura. Todo tipo de interpretación debe ser consultado con un medico. Intentamos ofrecerles solamente información adecuada, referente al caso que nos ocupa, en estos momentos, que es la eliminación de los cálculos de la vesicula, sin tener que llegar a la cirugía. Si ud. decide auto medicarse, esto es un derecho constitucional, aunque el autor y el editor de este trabajo, no asumen ninguna responsabilidad.

Algo que aprendi durante el curso de mis estudios, referentes a los cálculos en la vesicula, es que además de estos cálculos, existen otro tipo de cálculos, que son los cálculos en el hígado, y escuche bien, estos cálculos hepáticos están estrechamente ligados a los cálculos de la vesicula. Porque decimos que están estrechamente ligados a los de la vesicula , pues bien, en el proceso de los alimentos que ingerimos y que son digeridos a través del sistema digestivo, estos absorben los nutrientes y demás elementos que acompanan a estos alimentos. Por supuesto, si nuestra alimentación es inapropiada y esta plagada de toxinas, grasas, colesterol, y otras sustancias no compatibles con nuestro sistema, pues estas sustancias de deshechos son las que producen estas piedras o cálculos, que se depositan en el hígado, y luego van pasando a la vesicula, almacenándose en ella y produciendo todos los malestares y trastornos vesiculares, que después si no son expulsadas correctamente, se calsifican y son atrapadas en dicha vesicula, llegando a enfermar sus paredes, lo que medicamente significa que debe ser extirpada, para que de esta manera quede eliminada la posibilidad de infecciones dentro de ella. Lo que los médicos no nos dicen es que después de extirpada la vesicula, al poco tiempo, las piedras o cálculos que quedaron dentro del hígado, que por supuesto no fueron eliminadas con la estirpacion de la vesicula, seguirán produciendo los mismo síntomas, pero con la diferencia de que el hígado, no puede ser extirpado. Se dan cuenta, como es que la aparente solución, al eliminar la vesicula a través de una cirugía, es solamente un remedio temporal y de pura emergencia. Yo se que ud. si tuvo la oportunidad de leer mi anterior libro, se preguntara'? como es que yo desarrolle, cálculos en el hígado y la vesicula, pues le dire que si ud. bien aprendió, en mis anteriores escritos, pudo darse cuenta que mis achaques a partir de 1999 donde contraje la diabetes tipo 2 y que a partir de esa fecha logre cambios verdaderamente positivos para mi organismo, también debe saber que desde mis primeros anos de vida hasta la fecha de 1999, mi alimentación fue altamente contaminada, llena de carnes, de todo tipo, de leche de vaca y sus derivados, de alcohol, cigarros, café etc.etc. y es precisamente toda esta comparsa de errores alimenticios, los que produjeron en mi, estos cálculos o piedras en la vesicula y el hígado.

Antes de comenzar los detalles de la eliminación de los cálculos o piedras de la vesicula y el hígado, debo decirle que, además de utilizar los productos tal y como se le indicara', tiene que seguir al pie de la letra, todas las orientaciones, horarios etc. que a través del texto, iremos describiendo. A continuación detalles de los productos que necesitara. La forma de prepararlos etc.etc

Jugo de manzana ---------- -6 containers de 32 oz

Epson salt -------------------- 1 paquete de una libra

Aceite de oliva

extra virgen--------------------1 botella de un litro

toronjas------------------------4

jarra de cristal para la preparación.

Epson salt se consigue en cualquier tienda de venta de productos de farmacias. Es también conocida como (magnesium sulfate)

El jugo de manzana debe ser de muy buena calidad, si no puede consumirlo por tener mucho contenido de azúcar (si es diabético), puede sustituirlo con malic acid, este producto puede conseguirlo a través de la internet, con suma facilidad. El malic acid, es extraido de las manzanas y es muy barato.

Si le es algo difícil encontrar las toronjas, puede sustituirlas por naranjas dulces y limónes, a partes iguales, de jugo. Una vez que tengamos todos los elementos que necesitamos, ya estamos listos para comenzar, lo que llamamos, la eleminacion de los cálculos de la vesicula y el hígado.

Lo primero es las recomendaciones referentes a los que debemos ingerir, antes, durante y después de la eliminacion.

Una semana antes de comenzar, debemos evitar comidas fritas y comidas re-fritas, también debemos evitar comidas y bebidas frias, todo lo que ingeramos debe ser temperatura ambiente, no debemos tomar refrescos carbonatados (sodas), no ingerir bebidas alcoholicas, no debemos tomar café ni te, para preparar el hígado y la vesicula para el dia principal de la eliminación total de cálculos. Evite el consumo de productos de origen animal y sus derivados. Trate de comenzar la semana de preparación de forma tal que los tres días finales del proceso, caiga en un fin de semana.

Debe hacerse una limpieza de colon,

Antes y después de la semana de eliminación. El solo hecho de tener buena asistencia al inodoro durante todos los días, no quiere decir, que el colon esta limpio o fuera de impurezas, que estorbarían el buen funcionamiento del proceso de eliminación, trate de realizar la limpieza del colon unos días antes de comenzar. La mejor forma de realizar una limpieza de colon es a través de un profesional colon irrigación, este es el mas rápido y fácil modo de proceder, pero de no tener a su alcance este procedimiento, puede realizarlo de la siguiente manera. Agregue a un vaso de agua una cucharadita de Epson salt, revuélvalo bien y tómelo por la mañana, al levantarse durante seis días, también si asi lo desea puede hacer otra cosa, compre en la farmacia una botella de magnesium sulfate o cualquier laxante de este tipo, que sea capaz de producir movimientos continuos del estomago, para que de esta forma quede limpio el colon, quedando preparado para el paso de los cálculos o piedras a través de el, pues de no ser asi, el colon podría atascar alguna piedra en sus paredes, creándonos malestares indeseables.

Una vez mas, debemos realizar una limpieza de colon al menos unos días antes del dia principal de eliminación. Si ud. toma medicamentos ya sean recetados o no recetados, debe suspenderlos a no ser los que sean absolutamente necesarios (consulte a su medico) a esto tambien incluya las vitaminas y los minerales que ud. consuma en forma regular.

Es necesario aliviar al hígado en su trabajo, y con la suspensión de la ingestión de estos medicamentos y vitaminas, lo estamos ayudando, en su funcion.

Primer dia: tomar 32 ozs. De jugo de manzanas durante todo el dia, además tome de 6 a 8 vasos de agua a temperatura ambiente, todo esto debe ser ingerido desde la 7 de la mañana, hasta las 9 de la noche. Recuerde que si no puede ingerir jugo de manzanas, puede remplazarlo con malic acid. Diluyendo una cucharadita de malic acid, en la misma cantidad de agua o sea 32 ozs. Y tomarlo durante el transcurso del dia, recuerde tratar de comer lo mas ligero posible durante todos estos días.

Segundo dia: el mismo procedimiento,

Asi por 6 dias consecutivos. Ahora que haremos el 6to. Dia.

El sexto dia tomaremos el jugo de manzanas o el malic acid, solamente hasta la 1:00 p.m. o sea a la una del mediodías.

A partir de ahí, solamente agua, no mas comida

Este sexto dia debemos comer solo vegetales al vapor, un cereal caliente, en fin algo bien ligero, elimine el consumo de todo tipo de azúcar o sustitutos de azúcar, no consuma leche de ningún tipo, aceites yogurt, jamon, quesos, huevos, puede comer frutas o jugos de frutas, no hay problemas con esto. Al mediodía puede consumir arroz blanco basmati o arroz integral, tambien vegetales al vapor. Recuerde que no debe comer nada mas después de la una de la tarde. Ese mismo dia o sea el sexto dia, de estar tomando el jugo de manzanas, y a las 6:30 pm. Agreguele cuatro cucharadas de EPSON SALT, a un total de 24 onzas de agua filtrada, revualvalo bien. Estas 24 onzas. Hágalas 4 porciones de 6 onzas cada una.

6:30 pm tome la primera porción, si le sabe un poco amargo coja un sorbito de miel de abejas, para amortiguar el mal sabor. Tambien puede tomar unas gotas de jugo de limón para este propósito. Tenga presente que el uso de Epson salt, es para dilatar los conductos por donde pasaran los cálculos o piedras, cuando vayan a ser expulsadas. Recuerde que si ud. es alérgico o no tolera el Epson salt, puede reeplazar este con magnesium citrate en la misma dosis y forma de preparación.

8:30 pm. Tome la segunda porción de 6 0z. del contenido de 24 onzas. De Epson salt.

10:00 pm. Si hasta ahora no ha ido a dar de cuerpo, o sea no ha podido tener una evacuación, desde las pasadas 24 horas, pongase un enema de agua, esto hara que varias evacuaciones se desencadenen.

10:15 pm. Lave bien las toronjas, pelelas y esprimalas, remueva la pulpa, y sáquele el

Jugo, cuélelo y sirvalo en un vaso, con medida. Necesitara' un vaso de 8 onzas de jugo de toronja, agreguele 4 onzas de aceite de oliva extra virgen, todo mézclelo en una jara y batalo por 20 veces aprox. o hasta que la mezcla quede acuosa.

10:30 pm. Pongase al lado de su cama, parado y relajado tome todo el contenido del aceite y jugo de toronjas mezclado, si le es posible de un solo sorbo, hasta que quede vacio y sin interupcion.

Puede si asi lo desea, tomar un sorbito de miel de abejas, para aliviar el sabor, si es que le molesta. Terminada la ingestión de la mezcla e inmediatamente, acuéstese, boca arriba, o de costado, pero siempre sobre el lado derecho, tambien acomode dos almohadas, bajo su cabeza, manténgase completamente tranquilo, con la luz de su cuarto apagada, trate de no hablar, al menos por media hora.

Esto es sumamente importante, que permanezca relajado completamente. Es posible que ud. sienta las piedras o cálculos, pasando a través de los conductos hepáticos o llamados colédoco. Definitivamente no espere sentir dolor a espasmos durante todo este proceso, porque la Epson salt mantiene las válvulas de los conductos, bien abiertas o ensanchadas, además de relajadas, tambien las bilis que son expelidas por el hígado mantienen lubricados los conductos, haciendo que el proceso de expulsion sea completamente indoloro y sin riesgos. Después si asi lo desea puede quedarse dormido. Mas bien si durante la noche, siente deseos de acudir al sanitario, no espere, vaya sin temor y de paso chequee, pues bien pudiera ver flotando alguna piedra o calculo, junto a residuos de alimentos etc. etc.

Puede ser que se sienta con nauseas, durante la noche y las primeras horas de la mañana. Esto es debido a la presencia de toxinas, presentes en los cálculos o piedras, que han sido expulsadas desde el hígado y la vesicula.

Pasada la noche, trate de estar lo mas relajado posible.

7:00 am. una vez que se ha levantado, bébase el tercer vaso de 6 onzas. de Epsom salt, si siente sed beba un vaso de agua tibia, antes de tomar la Epson salt. Descanse o medite, lea algún libro interesante, si siente deseos de dormir, hágalo.

9:00 am. Bébase el cuarto y ultimo vaso de Epsom salt. recuerde que después de tomar el epsom salt. Si asi lo desea, tome jugo de limón, (unas gotas) o puede coger unas gotitas de miel de abejas, esto es para amortiguar, el sabor algo amargo de la epsom salt.

10:30 am. Después de esta hora, ud. ya puede tomarse un jugo de alguna fruta que desee. A las 11:00 am. Si es que lo desea, puede comerse una o dos frutas de su preferencia. Ya después de las 12:00 m. puede comer regularmente, pero lo mas ligero posible. Como cosa de prudencia debe comer ligero al menos por los dos o tres días siguientes a la expulsión de cálculos. Recuerde que puede tomar agua, siempre que tenga sed aunque debe beberla, 30 minutos antes de las comidas o 2 horas después de las comidas. Ud. debe esperar los siguientes resultados, durante las primeras horas del dia, y durante casi todo el resto del mismo dia, debe de tener varias idas al sanitario, espere ver una indeterminada cantidad de cálculos mezclados con residuos de alimentos y ligados con agua. Muchos cálculos son verdes y deben flotar en la tasa del inodoro, porque ellos contienen compuestos de bilis.

Pueden ser de diferentes colores, que van desde verdes brillantes hasta mas oscuros, las bilis desde el interior del hígado pueden causar el color verde. Los cálculos pueden venir de diferentes formas, diferentes colores y grosor los mas claros son los mas resientes, los mas oscuros los mas viejos, algunos del orden de un frijol y otros mas chicos, aunque algunos pueden llegar a tener una circunferencia de una pulgada. Tambien pueden aparecer blancos y colores variados. Algunos de ellos van a parar al fondo del inodoro, estos son calcificados y son los que provienen de la vesicula. Estos cálculos calcificados, que vienen desde la vesicula, contienen sustancias altamente toxicas, con muy poca presencia de colesterol. Los cálculos provenientes del hígado son básicamente suaves, debido a la acción del jugo de manzanas o malic acid, ya sea el caso que ud. haya elegido usar. La presencia de una capa fina de amalgama color blanca a oscura que estará flotando sobre el agua del inodoro, como una espuma, consiste en millones de cristales de colesterol. Este contenido es tambien importante, que sea expulsado, ya que son altamente toxicos y peligrosos. Como es lógico ud. debe expulsar todas y cada una de estas piedras o cálculos, ya que a través de estas eliminaciones, podrá ir obteniendo muy buenos resultados, ya que muchas dolencias y enfermedades iran desapareciendo, a medida que vayamos, avanzando con el proceso de eliminación. Esto puede requerir al menos entre 8 y 12 procesos iguales que el anterior. Debiendo esperar al menos 4 semanas entre una eliminación y la próxima. Es de vital importancia recordar que una vez que ud. comience estos procesos de eliminación de cálculos o piedras de la vesicula y del hígado, debe continuar haciéndolo, hasta que el hígado quede completamente limpio de cálculos, esto lo sabremos cuando nos hagamos dos (2) procesos de eliminación y que no expulsemos ningún calculo o piedra. Esto es verdaderamente importante, pues de no hacerlo, todos los beneficios que pudiéramos obtener, quedarían obstruidos, y todos los anteriores malestares, aparecerían de nuevo, y tendríamos que comenzar de nuevo. Como es sabido, todos los organismos no reaccionan igual, por lo que debemos entender, que no todos debemos realizar la misma cantidad de procesos eliminatorios. En lo personal yo necesite' ocho (8) secciones eliminatorias para quedar completamente limpio, de estos cálculos, que tanto perjudican a nuestra salud. Recuerde que cuando terminamos una sección de eliminación, es como si nos hubiéramos sometido a una cirugía, el higado y la vesicula quedan estresados, por lo que deberíamos, mantener una alimentación adecuada. Tomar las bebidas temperatura ambiente, no frias. Comer alimentos ligeros, como vegetales, frutas etc.etc, traten de eliminar las carnes, de todo tipo, no consuman alimentos fritos ni re-fritos. Controlen el consumo de alcohol, cafes, tes, etc etc. hagan ejercicios regularmente, expónganse a los rayos solares por al menos ½ hora diariamente, trate no consumir el arroz blanco, remplácelo con el arroz integral y recuerde, una vez que haya terminado su sección eliminatoria, espere al menos 4 semanas para realizar la próxima. Siempre siga las mismas instrucciones, en cada sección de eliminación.

Algo que se me pasaba por alto, una vez terminada la sección de eliminación, ud. debe hacerse una nueva limpieza del colon, esto es porque, durante el proceso final de la eleminacion, algunos cálculos pueden quedar atrapados, en el colon, debiendo ser removidos, a través de una limpieza de colon, de no hacerse esta limpieza de colon, estos cálculos que son portadores de sustancias toxicas fuertes, pueden producir infeciones, dolores de cabeza, irritaciones, molestias estomacales, etc. etc. recuerde que puede hacer la limpieza de colon, de diferentes maneras. Aplique dos o tres enemas de agua, en forma consecutiva. De no tener a su alcance, estos enemas, puede licuar en un vaso de agua tibia, una cucharada de epsom salt. al levantarse temprano y antes de ingerir alimento alguno (en ayuna) por seis días consecutivos.

Algo mas, al procedimiento de eliminación de cálculos de hígado y vesicula, como es lógico, la toxemia que es producida, pudiera llegar a la sangre y por consiguiente a los riñones. Esto no implica riesgos de ningún tipo, pero bien pudiéramos hacer algo al respecto, como medida de prevención, deberíamos aplicar una limpieza de riñones, en sentido general. Esto deberíamos hacerlo después de cada cuatro secciones de eliminación de cálculos de hígado y vesicula, como medida anticipada solo les recomiendo que beban una copa de kidney tea, por dos o tres días después de cada sección de eliminación. Este producto (blader- kidney tea) puede obtenerlo a través de AMAZON.COM y el costo no debe pasar de diez dollares aprox. Como reiteramos ud. debe y puede tomar agua, durante los 6 a 7 dias días que dura el proceso de eliminación, teniendo en cuenta que debe

Esperar ½ hora después de tomar las porciones de epsom salt, el resto del tiempo, no pase sed, tome de 6 a 8 vasos de agua diariamente.

Recuerde.

Si no tolera el epsom salt, puede reemplazarlo con magnesium citrate, disponible en cualquier farmacia.

Si no tolera el jugo de manzanas, puede reemplazarlo con –malic acid, en polvo, puede obtenerlo a través de la internet, o locales de venta de productos naturales.

Si no tolera el aceite de oliva, por cualquier razón, puede reemplazarlo con aceite de macadamia, tambien puede usar, aceite de uvas, o tambien aceite de sunflower, aunque recuerde que el mejor es el aceite extra virgen de oliva. Si ud. ya fue operado de la vesicula o padece de problemas con ella, en cualquier caso, puede hacer el procedimiento de eliminación,

En forma regular y sin riegos, aunque es recomendable, tomar jugo de cramberry durante las tres semanas anteriores al proceso, la medida debe ser como sigue: tres vasos de 8 onzas, al dia durante tres semanas antes del proceso de eliminación. Recuerde que esto es si fue operado de la vesicula o padece de ella.

Estimado amigo; antes de cerrar este tratado, deseo a forma de reafirmación, repetir los pasos, pues, de la disciplina con que realícelos estos procesos, dependerán los resultados.

Empecemos por recalcar que los productos que debe comprar, son de fácil adquisición, fáciles de manipular y muy baratos.

Lo primero: durante 6 dias bébase 32 onzas de jugo de manzanas diarios, repartidos en todo el dia, mas los 6 o 8 vasos de agua.

El sexto días trate de beber el jugo de manzanas, o el remplazo, durante la mañana hasta la una de la tarde. Después de esa hora, no consuma mas alimentos, siga los horarios establecidos anteriormente, no deje de tomarse las cuatro porciones de epsom salt, siga las instrucciones de beber el jugo de toronjas, con el aceite de oliva, y continue con las indicaciones, al levanterse, prosiga con las dos porciones de epsom salt, en los horarios apuntados anteriormente, y siga hasta que vea los resultados que estamos esperando. Amigo o amiga, siéntase seguro, de que si sigue todas las pautas a seguir, y usa todos los productos adecuadamente, el éxito llegara' sin lugar a dudas.

Recuerde que la cirugía de vesicula, solo sirve para resolver el problema, por el momento, ya que después de estirpada, es el hígado el que se ocupara de suministrar las bilis directamente, pues la función que tenia la vesicula era precisamente mantener en reserva, estos jugos tan importantes para la digestión. Y como decíamos anteriormente, al no tener mas la vesicula como reserva, el hígado tendra' que suministrar los jugos, cada vez que aparezcan alimentos en el estomago, esto hace al hígado mas activo, produciendo estrés hepático, con las consecuentes molestias y trastornos. Creo y asi afirmo, que la cirugía vesicular, es y será un error, de gran categoría, no solo continúan los malestares después de hecha, sino que nos priva de la ayuda que nos presta la vesicula, a nuestro sistema digestivo y por ende a todo nuestro organismo, ningún órgano esta demás en el cuerpo, ningún órgano debe ser eliminado, excepto, cuando nuestra vida esta en peligro. Pero si vemos que la eliminación de cálculos o piedras de la vesicula y hígado, se puede realizar a través de algún modo, entonces no esta justificada la extirpacion.

Créanme, que a través de multiples experiencias he descubierto, que existen una infinidad de soluciones, para distintas dolencias, que pueden ser resueltas, a través de métodos, mucho mas sencillos que las cirugías, que tan invasivas y caras son. Por esto repito, estoy mas que convencido, que si seguimos al ritmo de los intereses creados, nunca saldremos de la neblina que tapa nuestros ojos, nunca veremos la verdad, pues nuestra ignorancia, no nos permite verla.

No deje que nos estrangulen, nuestra inteligencia, no permita que nos destrocen por dentro y por fuera.

Usemos el bixturi, pero el nuestro, el de nuestra capacidad de análisis, el de nuestra sabiduría, no dejemos que otros decidan por nosotros, seamos analíticos, a la hora de tomar decisiones con nuestro cuerpo, si nuestro cuerpo, porque permitirle a nadie, que decida que hacer ni como hacerlo.

Si algo debemos hacer, que sea por nuestra única y exclusiva determinación, el hecho de que nos recomienden, no necesariamente, tiene que ser como otro diga, la ultima palabra es exclusivamente de nosotros y a nuestro riesgo.

Mis palabras no van dirigidas a nadie ni a nada en particular, solo deseo que se entienda, que la verdad, no debe estar oculta nunca, mas bien siempre debemos estar buscándola.

La verdadera esencia de la verdad, esta en la sabiduría, debemos luchar siempre, porque esta salga a la luz. En resumen, solo deseo que a través de este tratado de salud, pueda ud, encontrar solución, a un problema que además de costoso es sin lugar a dudas, riesgoso.

Sepa que el solo hecho de someterse a una cirugía, ya es un riesgo impresionante.

Ahora agregue las consecuencias que acarrean, el hecho de que se nos estirpe un órgano tan importante , como lo es la vesicula.

Es muy importante para mi que se sepa, que existe una posibilidad de solución, antes de acudir al quirófano. Y creo firmemente, que debería ser tambien, importante para todos.

Una vez que ud. lleve a cabo estas orientaciones y consejos y vea ud. restablecida su salud digestiva, además que sepa que no incurrió en grandes gastos y se de cuenta que no tubo que someterse a la extirpacion de un órgano suyo, es a partir de ese momento, que ud. realmente comenzara a darse cuenta, de lo importante de estos consejos e instrucciones. Demás esta decirles que agradezco eternamente, el interés que han tenido, en dedicar su tiempo, a repasar estas líneas, que para mi son, como la propia esencia del poder que tienen las palabras, mas cuando estas están dirigidas con alto sentido del respeto, cobran aun mas valor.

Los invito a que sigan adquiriendo estas joyas literarias, que tratan de ayudar en lo que mas se pueda, a que las personas, mantengan su salud, lo mas integra que sea posible.

Estamos trabajando sin descanso, en otras obras, que esperamos sea tambien de su aceptación y provecho.................EL AUTOR

Recetas apropiadas para el proceso de eliminación de cálculos o piedras de la vesicula y el hígado.

Durante los seis días de preparación (jugos de manzanas o su remplazo malic acid.

1- Cereal de avena.

2- Frutas de estación.

3- Vegetales.

4- Leche de soya o de almendras.

5- Ensaladas.

Recuerde que todo lo que comamos en estos días debe ser temperatura ambiente, nada frio.

Cereal de avena.

Una taza de avena cruda.

Una taza de leche de soya.

Una cucharada de miel de abejas.

Se pone a calentar, a fuego lento, la leche de soya, se le agrega la avena cruda, revolviendo hasta cuando este a punto de hervir, se baja del fuego, cuando refresque, se le agrega la miel de abejas, y lista.

Frutas de estación.

Puede comer cualquier fruta, durante todo el dia, recuerde que es aconsejable, comerlas con el estomago vacio.

Vegetales.

Puede combinarlos de la forma que ud. prefiera aunque siempre al vapor. Una vez que estén cocinados, puede aderezarlos con limón, pimienta, sal de mar, puede agregarle cilantro picadito bien fino. Combínelos con arroz integral si es de su agrado.

Leche de soya.

La leche de soya se prepara de la siguiente manera.

En un vaso de agua tibia, de 8 onzas, se le agregan dos (2) cucharadas de polvo de proteína de soya, se revuelve bien y ya esta lista para beber.

Leche de almendras.

En una licuadora, se le echa:

Un vaso de agua destilada.

Media taza de almendras peladas.

Una cucharada de miel de abejas

Sal de mar al gusto.

Se bate hasta que se vea todo licuado, ya esta

lista para beber.

Ensaladas.

Eche a andar su imaginación y combine a su

gusto, tomates, lechugas, berros, cebollas,

zanahorias, rabanos , pepinos etc. etc. todo

crudo y condiméntelo con limón, pimienta,

aceite de oliva, almendras o mani y ya esta lista

para ser degustada.

Viandas.

Puede comer cualquier vianda que desee, pero al vapor, con sal de mar y en reducidas cantidades.

Platanos.

Puede comer platanos, pero tambien hervidos al vapor.

Recuerde que lo mas importante son las cantidades, trate de comer 5 comidas al dia pero ligeras, beba de 6 a 8 vasos de agua al dia.

Tome sol, entre 25 y 30 minutos diarios.

Haga ejercicios ligeros durante esta semana de preparación. El mas recomendable es el caminar.

Deje de fumar, seria una buena oportunidad para dejar este tan perjudicial vicio.

Controle el habito de tomar café, su organismo se lo agradecerá.

Recuerde esto.

¡SOLO EL SABER, NOS LIBERA Y NOS HACE FUERTES ¡

Agradecimientos.

Dedico estas sencillas palabras de agradecimiento a mi hijo, Jhoan Hernandez , en la edición tipográfica, diseño y desarrollo, de esta obra, que pretende ayudar a quienes como yo, en el momento preciso, necesitamos de un apoyo, de una guía, que nos indique la ruta a seguir.

Tambien agradezco, con elogios a mi esposa Clorinda Pedreschi - Hernandez, por su cooperación en el encuadre y gramatica, aplicadas en esta obra.

El esfuerzo y la humildad, son nuestros mas preciados tesoros.